I0709874

Ashley Fitzgerald

TERAPIA SOMÁTICA
101 EXERCÍCIOS PARA RECONEXÃO CORPORAL

Publicado por UNITEXTO

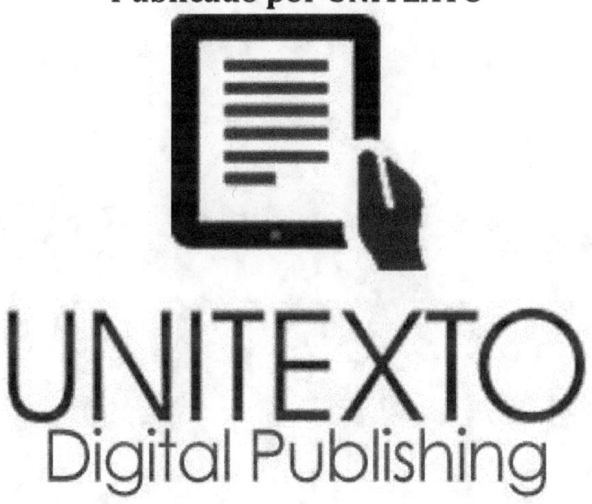

ÍNDICE

Capítulo 6. Atenção Plena e Meditação:
Práticas que melhoram a consciência corporal e a presença por meio de atenção focada e exercícios mentais.

Capítulo 7. Experiência Somática:
Uma abordagem terapêutica que ajuda indivíduos a processar traumas revisitando memórias traumáticas de forma lenta e segura e focando nas sensações corporais.

Capítulo 8. Artes Expressivas:
Incorporar arte, música ou drama para facilitar a expressão de emoções e experiências por meio de meios criativos.

Capítulo 9. Relaxamento muscular progressivo (PMR):
Isso envolve tensionar e relaxar sistematicamente diferentes grupos musculares do corpo para reduzir a tensão física e promover o relaxamento geral.

Capítulo 10. Exercícios de vocalização:
Esses exercícios estimulam o uso da voz, como cantarolar, cantarolar ou fazer sons específicos, para ajudar a liberar a tensão emocional e melhorar a expressão emocional.

Capítulo 11. Livros de referência

Capítulo 12. Trabalhos acadêmicos

Capítulo 13. Plano semanal de atividades dia a dia

Por que este livro?

Em um mundo cada vez mais dominado pela tecnologia e ritmo acelerado, é fácil nos desconectarmos de nossos próprios corpos. Estilos de vida modernos frequentemente levam ao estresse, ansiedade e uma sensação de desconexão de nosso eu físico. "Terapia Somática: 101 Exercícios para Reconexão Corporal" abordam essa preocupação crescente ao fornecer um guia abrangente para restaurar a conexão mente-corpo por meio de uma variedade de exercícios somáticos.

A terapia somática é baseada na ideia de que o corpo retém o estresse e o trauma, e que ao se envolver em práticas físicas específicas, os indivíduos podem liberar essas tensões armazenadas. Os benefícios da terapia somática são bem documentados, oferecendo uma abordagem holística à saúde mental e física. Este livro é essencial para qualquer pessoa que busque melhorar seu bem-estar por meio de uma compreensão mais profunda da conexão mente-corpo.

Uma das principais razões para escolher este livro é sua amplitude de conteúdo. Ele abrange uma ampla gama de técnicas, cada uma projetada para abordar diferentes aspectos da consciência corporal e saúde emocional. De exercícios de respiração a exercícios de aterramento, escaneamento corporal, exercícios de movimento, toque e massagem, atenção plena e meditação, experiência somática, artes expressivas, relaxamento muscular progressivo e exercícios de vocalização, este livro fornece um kit de ferramentas abrangente para qualquer pessoa que esteja procurando melhorar sua consciência somática.

A respiração, por exemplo, é um aspecto fundamental da terapia somática. Ela envolve várias técnicas de respiração que promovem relaxamento, reduzem o estresse e aumentam a consciência das sensações corporais. Ao focar na respiração, os indivíduos podem acalmar seus sistemas nervosos e criar uma sensação de paz interior. Técnicas como respiração diafragmática, respiração alternada pelas narinas e respiração profunda da barriga são exploradas em detalhes, fornecendo ferramentas práticas para gerenciar o estresse e a ansiedade.

Exercícios de aterramento são outro componente crucial da terapia somática. Essas técnicas ajudam os indivíduos a se sentirem mais conectados ao momento presente e seus corpos físicos. O aterramento pode ser tão simples quanto sentir o peso do corpo contra uma cadeira ou focar na sensação dos pés tocando o chão. Esses exercícios são particularmente úteis para gerenciar a dissociação, um sintoma comum de trauma e ansiedade. Ao se reconectar com as sensações físicas do corpo, os indivíduos podem se ancorar no presente e reduzir o impacto de pensamentos e emoções angustiantes.

O escaneamento corporal envolve prestar bastante atenção a diferentes partes do corpo para perceber e liberar a tensão ou emoções armazenadas. Essa técnica ajuda os indivíduos a se tornarem mais conscientes de onde eles mantêm a tensão e fornece um método para relaxar conscientemente essas áreas. O escaneamento corporal pode ser particularmente benéfico para aqueles que sofrem de dor crônica ou sintomas físicos relacionados ao estresse.

Exercícios de movimento estimulam o movimento espontâneo ou estruturado para liberar a tensão física e melhorar a expressão emocional. Atividades como dançar, alongar ou praticar yoga podem ajudar indivíduos a expressar emoções que podem ser difíceis de articular verbalmente. O movimento também pode melhorar a saúde física ao melhorar a flexibilidade, a força e a coordenação corporal geral.

Técnicas de toque e massagem são usadas para liberar a tensão e promover o relaxamento. O toque suave pode ser profundamente curativo, ajudando a acalmar o sistema nervoso e a promover uma sensação de segurança e conforto. Este livro explora várias técnicas de massagem e os benefícios do toque terapêutico, tornando-o acessível até mesmo para aqueles sem experiência prévia em massoterapia.

Práticas de mindfulness e meditação são integrais à terapia somática, aumentando a consciência corporal e a presença por meio de atenção focada e exercícios mentais. Essas práticas ajudam os indivíduos a cultivar uma consciência sem julgamentos de suas sensações corporais, pensamentos e emoções. Técnicas como meditação de escaneamento corporal, mindfulness da respiração e meditação da bondade amorosa são discutidas em detalhes.

A experiência somática é uma abordagem terapêutica que ajuda os indivíduos a processar traumas revisitando memórias traumáticas de forma lenta e segura e focando em sensações corporais. Este método, desenvolvido por Peter Levine, é projetado para liberar a energia presa no corpo devido ao trauma, permitindo que os indivíduos se curem de suas experiências traumáticas de forma gradual e segura.

As artes expressivas incorporam arte, música ou drama para facilitar a expressão de emoções e experiências por meio de saídas criativas. Essas atividades fornecem uma maneira não verbal de processar e expressar emoções complexas, tornando-as especialmente benéficas para aqueles que acham desafiador articular seus sentimentos.

O relaxamento muscular progressivo (PMR) envolve tensionar sistematicamente e depois relaxar diferentes grupos musculares no corpo para reduzir a tensão física e promover o relaxamento geral. Essa técnica é eficaz no gerenciamento do estresse e da ansiedade e pode ser facilmente integrada às rotinas diárias.

Exercícios de vocalização incentivam o uso da voz, como cantarolar, cantarolar ou fazer sons específicos, para ajudar a liberar a tensão emocional e melhorar a expressão emocional. Esses exercícios podem ser particularmente fortalecedores, ajudando os indivíduos a se expressarem mais livremente e com mais confiança.

"Somatic Therapy: 100 Exercises for Body Reconnection" é um recurso inestimável para qualquer pessoa que queira se reconectar com seus corpos e melhorar seu bem-estar geral. Ao oferecer uma ampla gama de exercícios e técnicas, este livro fornece ferramentas práticas para gerenciar o estresse, curar traumas e promover uma conexão mais profunda entre mente e corpo. Seja você um terapeuta, um praticante de técnicas somáticas ou simplesmente alguém que quer melhorar seu bem-estar, este livro servirá como um guia abrangente em sua jornada para a reconexão corporal.

Ashley Fitzgerald

Sobre o autor:

Ashley Fitzgerald: Uma personificação da cura e do triunfo pessoal

Desde tenra idade, eu, Ashley Fitzgerald, estava agudamente sintonizada com as nuances da saúde e do bem-estar pessoal. Esses primeiros indícios de autoconsciência não eram apenas contemplações passageiras, mas as sementes de uma jornada ao longo da vida em direção à automelhoria e à cura.

À medida que os capítulos da vida se desenrolavam, abracei meu chamado com fervor, transformando minhas preocupações juvenis em uma carreira robusta que abrange duas décadas. Hoje, estou diante de vocês não apenas como um praticante, mas como um curador profissional experiente, cujas mãos e coração foram fundamentais para guiar inúmeros indivíduos em direção a triunfos na perda de peso, saúde sexual enriquecida e superação dos desafios multifacetados da vida para atingir o auge de suas aspirações de saúde.

Minha jornada profissional e acadêmica é uma tapeçaria de disciplinas diversas, porém interconectadas. Com uma sede insaciável por conhecimento, mergulhei fundo nos reinos do yoga e da meditação, não apenas como práticas, mas como atividades acadêmicas, buscando entender seus efeitos profundos na psique e fisiologia humanas.

Essa busca espiritual e intelectual me levou ainda mais às energias de cura do Reiki, à sabedoria orgânica em alimentos saudáveis e ao potencial transformador da neurociência e psicologia positiva. Minha incursão na ciência da saúde e do exercício não é meramente acadêmica; é um reflexo da minha filosofia intrínseca de que o corpo e a mente são parceiros inextricáveis na dança da vida.

Minha dedicação ao crescimento pessoal se estende além dos meus esforços profissionais — é um modo de vida. Todas as manhãs, conforme o mundo desperta, encontro santuário em meus rituais diários. Minha prática de yoga é mais do que um regime físico; é uma jornada para atingir um estado de tranquilidade zen, um testamento da minha crença no poder da simplicidade e da paz interior. A meditação acompanha o yoga como minha bússola mental, guiando-me pelas ondas tumultuadas da vida com uma calma constante.

O que alimenta minha paixão inabalável é um impulso inabalável — um desejo inato de não apenas absorver os inúmeros ensinamentos que a vida tem a oferecer, mas também de disseminá-los. Estou imbuído de um impulso implacável para desenterrar e compartilhar estratégias de vida que acendem uma chama transformadora nas almas, incitando-as a buscar saúde, bem-estar e a fruição de seus sonhos mais profundos.

Foi esse mesmo desejo que me levou ao mundo da escrita, para me tornar um escriba de minhas experiências e insights. Minha caneta é movida por um profundo comprometimento em ser um farol de positividade, influenciando a vida de outros por meio de palavras que ressoam com verdade e vitalidade.

Ao virar as páginas dos meus livros, o que você encontrará é um reflexo do trabalho do meu coração. Convido você a entrar no meu mundo, não apenas como um leitor, mas como um companheiro de viagem nesta grande aventura da vida. Obrigado por embarcar nesta jornada comigo, e é minha mais sincera esperança que você encontre tanta alegria em ler meus escritos quanto eu encontrei em escrevê-los. Que as palavras que você ler o inspirem a cultivar a saúde e a felicidade que você tanto merece.

Capítulo 1. Respiração:

Concentra-se em várias técnicas de respiração para promover o relaxamento, reduzir o estresse e aumentar a consciência das sensações corporais

1. Meditação de Consciência da Respiração

- Descrição:
Sente-se confortavelmente com os olhos fechados. Concentre-se na sua respiração enquanto ela entra e sai das suas narinas. Observe a sensação do ar, sua temperatura e o ritmo da sua respiração sem tentar alterá-la.

- Precauções:
Certifique-se de estar em um espaço tranquilo e confortável, onde não será perturbado. Evite se tiver problemas respiratórios.

- Metas:
Para aumentar a atenção plena e a consciência das sensações corporais.

- Estado Final:
Um estado relaxado com maior consciência dos ritmos naturais do seu corpo.

2. Respiração diafragmática profunda:

- Descrição:
Deite-se de costas com os joelhos dobrados. Coloque uma mão no peito e a outra no abdômen. Inspire profundamente pelo nariz, permitindo que o abdômen suba, então expire lentamente pela boca.

- Precauções:
Execute em um ambiente seguro para evitar tonturas ou hiperventilação.

- Metas:
Para promover o relaxamento e reduzir o estresse.

- Estado Final:
Uma sensação de calma e tensão reduzida.

3. Respiração em caixa:
- Descrição:
Inspire profundamente contando até quatro, segure a respiração por quatro, expire por quatro e segure novamente por quatro. Repita várias vezes.

- Precauções:
Comece com repetições mais curtas se você for novo no trabalho de respiração para evitar tonturas.

- Objetivos: Aumentar o foco e reduzir a ansiedade.

- Estado final: Melhora da concentração e sensação de estabilidade.

4. Respiração alternada pelas narinas:

- Descrição:
Sente-se confortavelmente e feche a narina direita com o polegar. Inspire pela narina esquerda, feche-a com o dedo anelar, solte a narina direita e expire. Inspire pela narina direita, feche-a, solte a esquerda e expire. Repita.

- Precauções:

Evite se você tiver congestão nasal ou problemas de sinusite.

- Metas:
Para equilibrar o sistema nervoso e promover clareza mental.

- Estado Final:
Um fluxo de energia equilibrado e harmonizado.

5. Respiração 4-7-8:

- Descrição:
Inspire pelo nariz contando até quatro, segure contando até sete e expire pela boca contando até oito. Repita vários ciclos.

- Precauções:
Pratique sentar ou deitar para evitar tonturas.

- Metas:

Para acalmar a mente e se preparar para dormir.
- Estado Final:
Um estado de relaxamento profundo e prontidão para um sono reparador.

6. Contagem da respiração:

- Descrição: Sente-se confortavelmente e conte cada respiração, de um a dez, e então comece de novo. Se sua mente divagar, gentilmente traga seu foco de volta para a contagem.

- Precauções:

Mantenha uma postura confortável e relaxada.

- Metas:
Para melhorar o foco e a atenção plena.

- Estado Final:
Maior clareza mental e presença.

7. Respiração do zumbido da abelha (Bhramari):

- Descrição:
Sente-se confortavelmente, feche os olhos e inspire profundamente. Ao expirar, faça um zumbido como o de uma abelha. Sinta as vibrações na cabeça e no peito.

- Precauções:
Evite se você tiver problemas graves de garganta ou ouvido.

- Metas:
Para reduzir a ansiedade e melhorar a concentração.

- Estado Final:
Uma mente calma e focada com níveis de estresse reduzidos.

8. Respiração ressonante ou coerente:

- Descrição:
Inspire e expire na mesma contagem, tipicamente cinco a seis segundos cada. Encontre um ritmo que pareça confortável e mantenha-o.

- Precauções:
Não force a respiração; mantenha-a natural e relaxada.

- Metas:
Para promover a variabilidade da frequência cardíaca e o bem-estar geral.

- Estado Final:
Um estado fisiológico equilibrado e harmonioso.

9. Respiração do Leão:

- Descrição:
Sente-se ou ajoelhe-se confortavelmente, inspire profundamente pelo nariz, depois abra bem a boca e coloque a língua para fora enquanto expira com força fazendo um som de "ha".

- Precauções:
Apresente-se em um ambiente confortável e privado.

- Metas:
Para aliviar a tensão e estimular o chakra da garganta.

- Estado Final:
Uma sensação de libertação e revitalização.

10. Respiração Igual (Sama Vritti):

- Descrição:
Inspire contando até quatro e expire contando até quatro, garantindo que o comprimento da respiração seja igual. Repita por vários ciclos.

- Precauções:
Pratique suavemente, sem forçar a respiração.

- Metas:
Para criar equilíbrio e reduzir o estresse.

- Estado Final:
Um estado equilibrado e pacífico de mente e corpo.

Esses exercícios visam ajudar os indivíduos a desenvolver uma consciência mais profunda de seus corpos e emoções usando várias técnicas de respiração. Cada exercício tem objetivos específicos, como promover relaxamento, reduzir o estresse, aumentar o foco e melhorar o bem-estar geral. O estado final alcançado por meio desses exercícios é geralmente de calma, equilíbrio e aumento da atenção plena.

Capítulo 2. Exercícios de aterramento:

Técnicas que ajudam indivíduos a se sentirem mais conectados ao momento presente e ao seu corpo físico. Exemplos incluem sentir o peso do próprio corpo contra uma cadeira ou focar na sensação dos pés tocando o chão.

1. Varredura corporal:
- Descrição:
Deite-se ou sente-se confortavelmente. Lentamente, direcione sua atenção para cada parte do seu corpo, começando dos dedos dos pés até a cabeça, notando quaisquer sensações.

- Precauções:
Garanta um ambiente confortável e tranquilo para evitar distrações.

- Metas:
Para aumentar a consciência corporal e o relaxamento.

- Estado Final:
Uma maior sensação de consciência corporal e relaxamento.

Técnica 2.5-4-3-2-1:

- Descrição:
Identifique cinco coisas que você pode ver, quatro que você pode tocar, três que você pode ouvir, duas que você pode cheirar e uma que você pode saborear.

- Precauções:
Pratique em um ambiente seguro e familiar.

- Metas:
Para se aterrar no momento presente.

- Estado Final:
Maior consciência do entorno imediato e redução da ansiedade.

3. Caminhada consciente:

- Descrição:
Caminhe lenta e deliberadamente, prestando atenção à sensação de cada passo e à sensação do chão sob seus pés.

- Precauções:
Escolha um caminho seguro e tranquilo para caminhar.

- Metas:
Para se conectar com o momento presente através do movimento físico
.

- Estado Final:
Uma sensação de calma e conexão com o corpo.

4. Objeto de aterramento:

- Descrição:
Segure um objeto, como uma pedra ou um pedaço de tecido, e concentre-se em sua textura, peso e temperatura.

- Precauções:

Selecione um objeto que seja seguro e confortável de segurar.

- Metas:
Para mudar o foco de pensamentos angustiantes para uma sensação física.

- Estado Final:
Um estado mental calmo e concentrado.

5. Sinta seus pés:

- Descrição:
Sente-se ou fique de pé e coloque os pés planos no chão. Preste atenção ao contato entre os pés e o chão, notando as sensações.

- Precauções:
Garanta estabilidade para evitar quedas.

- Metas:
Para criar uma sensação de aterramento e estabilidade.

- Estado Final:
Uma sensação de estabilidade e presença.

6. Relaxamento muscular progressivo:

- Descrição:
Contraia e depois relaxe cada grupo muscular do corpo, começando pelos pés e subindo até a cabeça.

- Precauções:
Evite tensionar os músculos com muita força para evitar distensão.

- Metas:
Para liberar a tensão física e aumentar a consciência corporal.

- Estado Final:
Relaxamento e redução da tensão física.

7. Mudança de temperatura:

- Descrição:
Segure algo frio ou jogue água fria no rosto para trazer sua atenção para o presente.

- Precauções:
Evite temperaturas extremas que possam causar desconforto.

- Metas:
Para se aterrar rapidamente, concentrando-se em uma forte sensação física.

- Estado Final:
Maior estado de alerta e estabilidade.

8. Visualização:

- Descrição:
Imagine-se em um lugar calmo e seguro. Concentre-se nos detalhes desse lugar, usando todos os seus sentidos.

- Precauções:
Escolha uma visualização que pareça segura e reconfortante.

- Metas:
Para criar um refúgio mental e reduzir o estresse.

- Estado Final:
Um estado mental calmo e pacífico.

9. Foco na respiração:

- Descrição:
Sente-se confortavelmente e concentre-se na respiração, sentindo a subida e descida do peito ou do abdômen.

- Precauções:
Mantenha uma postura confortável para evitar tensão.

- Metas:
Para centrar a atenção na respiração e afastar pensamentos angustiantes.

- Estado Final:
Um estado de espírito calmo e concentrado.

10. Declarações de Fundamentação:

- Descrição:
Repita para si mesmo afirmações de aterramento, como "Estou seguro" ou "Estou aqui agora".

- Precauções:
Certifique-se de que as declarações sejam positivas e tranquilizadoras.

- Metas:
Para reforçar uma sensação de segurança e presença.

- Estado Final:
Aumento da sensação de segurança e estabilidade.

Capítulo 3. Escaneamento Corporal:

Envolve prestar muita atenção a diferentes partes do corpo para perceber e liberar tensões ou emoções armazenadas.

1. Escaneamento de corpo inteiro:

- Descrição:
Deite-se ou sente-se confortavelmente. Feche os olhos e comece a focar nos dedos dos pés, movendo-se lentamente para a cabeça. Observe qualquer tensão ou sensação em cada parte do corpo.

- Precauções:
Garanta um ambiente tranquilo e confortável. Evite se você tiver dor física severa que pode ser exacerbada ao focar nela.

- Metas:
Desenvolver uma consciência abrangente das sensações corporais e liberar tensões.

- Estado Final:
Relaxamento profundo e sensação de conexão com todo o corpo.

2. Relaxamento muscular progressivo:

- Descrição:
Começando pelos pés, tensione cada grupo muscular por 5-10 segundos, depois relaxe. Mova sequencialmente para a cabeça.

- Precauções:

Não contraia os músculos com muita força para evitar distensão.

- Metas:
Identificar e liberar a tensão muscular sistematicamente.

- Estado Final:
Redução da tensão física e mente calma.

3. Meditação Guiada de Varredura Corporal:

- Descrição:
Siga uma meditação guiada que direciona sua atenção para diferentes partes do corpo, geralmente disponível por meio de aplicativos ou online.

- Precauções:
Escolha uma fonte confiável para a meditação guiada.

- Metas:
Para aumentar a atenção plena e a consciência corporal com orientação externa.

- Estado Final:
Maior relaxamento e clareza mental.

4. Varredura Corporal Focada na Respiração:

- Descrição:
Combine a respiração profunda com a exploração corporal, inspirando e direcionando sua respiração para cada parte do corpo em que você se concentra.

- Precauções:

Mantenha padrões de respiração estáveis e confortáveis.

- Metas:
Integrar a consciência da respiração com as sensações corporais.

- Estado Final:
Sincronização da respiração e consciência corporal.

5. Escaneamento de consciência sensorial:

- Descrição:
Concentre-se em detalhes sensoriais, como a temperatura da sua pele, a textura das suas roupas e quaisquer pontos de pressão onde seu corpo entra em contato com superfícies.

- Precauções:
Apresente-se em um ambiente confortável com o mínimo de distrações.

- Metas:
Para aumentar a percepção sensorial e a consciência do momento presente.

- Estado Final:
Uma experiência sensorial profunda e intensificada.

6. Varredura Corporal Emocional:

- Descrição:
Ao escanear seu corpo, observe quaisquer áreas onde as emoções podem estar armazenadas, como tensão no

peito ou aperto no estômago. Reconheça e libere essas emoções.

- Precauções:

Seja gentil consigo mesmo, especialmente se emoções fortes surgirem.
- Metas:
Para conectar sensações físicas com estados emocionais e facilitar a liberação emocional.

- Estado Final:
Clareza emocional e relaxamento físico.

7. Alongamento consciente:
- Descrição:
Incorpore alongamentos suaves com foco em como cada movimento afeta seu corpo. Observe o alongamento e a liberação de tensão em cada grupo muscular.

- Precauções:
Evite alongamentos excessivos para evitar lesões.

- Metas:
Para aumentar a consciência corporal através do movimento.

- Estado Final:
Maior flexibilidade e consciência corporal.

8. Varredura corporal ambulante:

- Descrição:

Ao caminhar lentamente, concentre sua atenção em como seus pés tocam o chão, no movimento de suas pernas e no balanço de seus braços.

- Precauções:
Caminhe em uma área segura e tranquila.

- Metas:
Para integrar a varredura corporal com movimentos suaves.

- Estado Final:
Uma experiência de caminhada consciente e incorporada.

9. Conscientização sobre a temperatura:

- Descrição:
Use um objeto quente ou frio (como uma bolsa térmica ou bolsa de gelo) e concentre-se nas sensações que ele cria em diferentes partes do seu corpo.

- Precauções:
Evite temperaturas extremas que possam causar desconforto ou ferimentos.

- Metas:
Para aumentar a consciência das sensações de temperatura.

- Estado Final:
Maior consciência sensorial e relaxamento.

10. Análise de Atenção Focada:

- Descrição:
Escolha uma parte específica do corpo para focar por um período prolongado, como suas mãos ou pés. Observe cada detalhe e sensação naquela área.

- Precauções:
Evite focar em áreas com dor aguda ou desconforto.

- Metas:
Desenvolver uma consciência profunda e detalhada de partes específicas do corpo.

- Estado Final:
Atenção plena aprimorada e consciência corporal detalhada.

Capítulo 4. Exercícios de movimento:

Incentiva movimentos espontâneos ou estruturados para liberar a tensão física e melhorar a expressão emocional. Isso pode incluir atividades como dança, alongamento ou yoga.

1. Dança livre:

- Descrição:
Coloque uma música e deixe seu corpo se mover livremente sem nenhum passo estruturado. Concentre-se em expressar suas emoções por meio do movimento.

- Precauções:
Certifique-se de ter espaço suficiente para se movimentar com segurança. Evite movimentos que forcem seu corpo.

- Metas:
Para liberar emoções reprimidas e tensão física.

- Estado Final:
Uma sensação de libertação e liberação emocional.

2. Saudações ao Sol (Yoga):

- Descrição:
Realize uma sequência de poses de yoga conhecidas como Saudações ao Sol. Isso inclui poses como Montanha, Curvatura para Frente, Prancha, Cobra e Cachorro Olhando para Baixo.

- Precauções:

Pratique em uma superfície antiderrapante e modifique as posturas se tiver limitações físicas.

- Metas:
Para alongar e fortalecer o corpo, promovendo a atenção plena.

- Estado Final:
Maior flexibilidade, força e mente calma.

3. Alongamento Guiado:

- Descrição:
Siga uma rotina de alongamento guiada, focando em cada grupo muscular. Mantenha cada alongamento por 15-30 segundos.

- Precauções:
Evite alongamentos excessivos e ouça seu corpo para evitar lesões.

- Metas:
Para liberar a tensão muscular e aumentar a flexibilidade.
- Estado Final:
Músculos relaxados e amplitude de movimento melhorada.

4. Tai Chi:

- Descrição:
Pratique uma série de movimentos lentos e fluidos e respiração profunda. Concentre-se na transição suave de uma postura para outra.

- Precauções:
Aprenda com um instrutor qualificado para garantir a forma correta.

- Metas:
Para melhorar o equilíbrio, a coordenação e a clareza mental.

- Estado Final:
Maior equilíbrio, redução do estresse e sensação de paz interior.

5. Escrita e movimento expressivos:

- Descrição:
Escreva seus sentimentos por alguns minutos, então traduza essas emoções em movimento. Deixe seu corpo expressar o que você escreveu.

- Precauções:
Encontre um espaço privado onde você se sinta confortável para se expressar.

- Metas:
Para conectar emoções com expressão física.

- Estado Final:
Liberação emocional e uma compreensão mais profunda dos seus sentimentos.

6. Meditação Caminhante:

- Descrição:

Caminhe devagar e conscientemente, prestando atenção a cada passo e à sua respiração. Foque na sensação dos seus pés tocando o chão.

- Precauções:
Escolha um caminho seguro e tranquilo para caminhar.

- Metas:
Integrar a atenção plena com o movimento físico.

- Estado Final:
Uma sensação de calma e firmeza.

7. Terapia de dança:

- Descrição: Participe de uma sessão estruturada de terapia de dança liderada por um terapeuta certificado. Foco em usar a dança para explorar e expressar emoções.
- Precauções: Certifique-se de que o terapeuta é qualificado e que o espaço é seguro para movimentação
.
- Metas:
Usar a dança como um meio de exploração emocional e cura.

- Estado Final:
Insight emocional e liberação física.

8. Qigong:

- Descrição:
Pratique Qigong, uma forma de exercício suave que envolve movimentos coordenados, controle da respiração e meditação.

- Precauções:
Aprenda com um instrutor qualificado para garantir a técnica correta.

- Metas:
Para cultivar energia (Qi) e melhorar o bem-estar geral.

- Estado Final:
Maior vitalidade e clareza mental.

9. Consciência Corporal através do Movimento:

- Descrição:
Participe de atividades que aumentem a consciência corporal, como Pilates ou Feldenkrais
Método. Foco em movimentos precisos e alinhamento.

- Precauções:
Siga um instrutor qualificado para evitar técnicas inadequadas.

- Metas:
Para melhorar a consciência corporal e o alinhamento.
- Estado Final: Melhor postura e aumento da consciência corporal.

10. Yoga do Riso:

- Descrição:
Combine exercícios de riso com técnicas de respiração de yoga. Participe de sessões de grupo onde o riso é iniciado por meio de atividades lúdicas.

- Precauções:

Garanta um ambiente confortável e evite forçar o riso se isso não parecer natural.

- Metas:
Para reduzir o estresse e melhorar o humor através do riso.

- Estado Final:
Melhora do humor e sensação de alegria e relaxamento.
<resposta>

Capítulo 5. Toque e Massagem:

Técnicas de toque suave ou massagem são usadas para liberar a tensão e promover o relaxamento.

1. Automassagem para ombros e pescoço:

- Descrição:
Use os dedos e as palmas para aplicar pressão suave e movimentos de amassamento nos ombros e pescoço. Concentre-se nas áreas que parecem tensas.

- Precauções:
Evite aplicar muita pressão para evitar distensão muscular.

- Metas:
Para aliviar a tensão e o estresse na área dos ombros e pescoço.

- Estado Final:
Redução da tensão muscular e sensação de relaxamento.

2. Reflexologia Podal:

- Descrição:
Use os polegares para aplicar pressão em diferentes áreas dos pés, trabalhando dos dedos até o calcanhar. Concentre-se nos pontos de pressão que correspondem a diferentes partes do corpo.

- Precauções:

Evite se você tiver lesões nos pés ou condições que tornem a pressão dolorosa.

- Metas:
Para estimular as terminações nervosas e promover relaxamento em todo o corpo.

- Estado Final:
Maior relaxamento e bem-estar geral melhorado.

3. Massagem nas mãos:

- Descrição:
Aplique loção ou óleo e use os dedos para massagear as palmas, os dedos e o dorso das mãos com movimentos circulares.

- Precauções:
Seja gentil para evitar desconforto, especialmente se você tiver artrite ou problemas nas articulações.

- Metas:
Para aumentar a circulação e reduzir o estresse nas mãos.

- Estado Final:
Mãos relaxadas e destreza melhorada.

4. Massagem facial:

- Descrição:
Use as pontas dos dedos para massagear suavemente a testa, as têmporas, as bochechas e o maxilar com pequenos movimentos circulares.

- Precauções:
Evite áreas com irritação na pele ou acne.

- Metas:
Para aliviar a tensão facial e promover o relaxamento.

- Estado Final:
Uma aparência facial relaxada e revigorada.

5. Massagem nas costas com rolo de espuma:

- Descrição:
Deite-se de costas com um rolo de espuma colocado sob sua espinha. Role lentamente para cima e para baixo, focando nas áreas de tensão.

- Precauções:
Garanta o alinhamento adequado para evitar tensão. Evite se você tiver lesões nas costas.

- Metas:
Para liberar a tensão muscular nas costas.

- Estado Final:
Costas relaxadas e sem tensão.

6. Massagem na cabeça e couro cabeludo:

- Descrição:
Use os dedos para massagear suavemente o couro cabeludo em movimentos circulares, trabalhando da testa até a parte de trás da cabeça.

- Precauções:

Seja gentil para evitar puxar os cabelos ou irritar o couro cabeludo.

- Metas:
Para aumentar o fluxo sanguíneo e promover o relaxamento.

- Estado Final:
Redução do estresse e sensação de bem-estar.

7. Massagem abdominal:

- Descrição:
Use os dedos para massagear suavemente o abdômen em movimentos circulares no sentido horário.
- Precauções:
Evite se você tiver problemas gastrointestinais ou desconforto.

- Metas:
Para promover a digestão e aliviar a tensão abdominal.

- Estado Final:
Melhor digestão e abdômen relaxado.

8. Massagem no ombro do parceiro:

- Descrição:
Sente-se confortavelmente e peça para um parceiro usar as mãos para massagear seus ombros, usando movimentos circulares e de amassamento.

- Precauções:
Comunique-se com seu parceiro para garantir que a pressão seja confortável.

- Metas:
Para aliviar a tensão nos ombros e promover o relaxamento.

- Estado Final:
Menos tensão e melhor conexão com seu parceiro.

9. Massagem com óleos essenciais:

- Descrição:
Aplique óleos essenciais diluídos na pele e use técnicas de massagem suaves nas áreas de tensão.

- Precauções:
Faça testes de alergias e evite óleos essenciais não diluídos na pele.

- Metas:
Para aumentar o relaxamento através da combinação de toque e aromaterapia.

- Estado Final:
Relaxamento profundo e um aroma suave.

10. Automassagem com uma bola de tênis:

- Descrição:
Coloque uma bola de tênis sob as costas, glúteos ou ombros e role suavemente sobre ela para tratar nós e tensões.

- Precauções:
Evite áreas ósseas e aplique pressão suave para evitar lesões.

- Metas:
Para liberar a tensão muscular profunda e melhorar a mobilidade.

- Estado Final:
Redução da tensão muscular e melhora da amplitude de movimento.

Capítulo 6. Atenção plena e meditação:

Práticas que melhoram a consciência corporal e a presença por meio de atenção focada e exercícios mentais.

1. Respiração consciente:

- Descrição:
Sente-se ou deite-se confortavelmente. Concentre-se na sua respiração conforme ela entra e sai das suas narinas ou sinta a subida e descida do seu peito ou abdômen.

- Precauções:
Garanta um ambiente tranquilo e livre de distrações.

- Metas:
Para desenvolver a consciência da respiração e reduzir o estresse.

- Estado Final:
Uma mente calma e focada com melhor consciência da respiração.

2. Meditação de varredura corporal:

- Descrição:
Deite-se e examine mentalmente seu corpo da cabeça aos pés, observando quaisquer sensações ou tensões em cada parte do corpo.

- Precauções:
Evite se sentir dores intensas que possam distrair da prática.

- Metas:
Para aumentar a consciência corporal e liberar a tensão.

- Estado Final:
Relaxamento profundo e maior consciência corporal.

3. Meditação da Bondade Amorosa:

- Descrição:
Sente-se confortavelmente e repita silenciosamente frases como "Que eu seja feliz, que eu seja saudável", enquanto visualiza enviar amor e gentileza para si mesmo e para os outros.

- Precauções:
Pratique em um ambiente tranquilo e seguro.

- Metas:
Cultivar compaixão e resiliência emocional.

- Estado Final:
Sentimentos aprimorados de amor, compaixão e conexão.

4. Alimentação consciente:

- Descrição:
Coma uma refeição lentamente, prestando atenção ao sabor, textura e aroma de cada mordida. Observe os sinais de fome e saciedade do seu corpo.

- Precauções:
Evite distrações como TV ou smartphones enquanto come.

- Metas:
Para melhorar a digestão e promover uma relação saudável com a comida.

- Estado Final:
Maior prazer na comida e melhor consciência dos sinais de fome e saciedade.

5. Meditação Caminhante:

- Descrição:
Caminhe devagar e com atenção, prestando atenção à sensação de cada passo e ao contato dos seus pés com o chão.

- Precauções:
Escolha um caminho seguro e tranquilo para evitar acidentes.

- Metas:
Integrar a atenção plena com o movimento físico.

- Estado Final:
Uma sensação de calma e firmeza.

6. Escuta Atenta:

- Descrição:
Sente-se calmamente e concentre-se nos sons ao seu redor sem julgamento ou rotulação. Observe o tom, o volume e a duração de cada som.

- Precauções:
Pratique em um lugar onde você não será interrompido.

- Metas:
Para melhorar as habilidades de escuta e a consciência do momento presente.

- Estado Final:
Melhoria da consciência auditiva e do foco.

7. Imaginação guiada:

- Descrição:
Ouça uma meditação guiada que o leve por uma visualização tranquila, como uma caminhada na praia ou por uma trilha na floresta.

- Precauções:
Certifique-se de que você esteja confortável e não será incomodado.

- Metas:
Para reduzir o estresse e aumentar a clareza mental.

- Estado Final:
Um estado de espírito relaxado e habilidades de visualização aprimoradas.

8. Alongamento consciente:

- Descrição:
Faça alongamentos suaves com total atenção às sensações nos músculos e articulações.
- Precauções: Evite alongamentos excessivos para evitar lesões.

- Metas:
Para aumentar a flexibilidade e a consciência corporal.

- Estado Final:
Músculos relaxados e maior senso de consciência corporal.

9. Atenção Plena às Emoções:

- Descrição:
Sente-se calmamente e traga sua atenção para suas emoções atuais. Observe-as sem julgamento e perceba como elas se manifestam em seu corpo.

- Precauções:
Seja gentil consigo mesmo, especialmente se emoções fortes surgirem.

- Metas:
Para aumentar a consciência e regulação emocional.

- Estado Final:
Uma melhor compreensão dos seus estados emocionais e melhor regulação emocional.

10. Registro consciente no diário:

- Descrição:
Passe um tempo escrevendo sobre seus pensamentos e sentimentos sem julgamento. Concentre-se no momento presente e em suas experiências atuais.

- Precauções:
Encontre um lugar tranquilo onde você possa escrever sem interrupções.

- Metas:

Para processar emoções e aumentar a autoconsciência.

- Estado Final:
Maior clareza de pensamentos e emoções e uma sensação de alívio.

Capítulo 7. Experiência Somática:

Uma abordagem terapêutica que ajuda indivíduos a processar traumas revisitando memórias traumáticas de forma lenta e segura e focando nas sensações corporais.

1. Exercício de consciência corporal:
- Descrição:
Sente-se ou deite-se confortavelmente. Feche os olhos e leve sua atenção para diferentes partes do seu corpo, começando pelos dedos dos pés e subindo até a cabeça. Observe quaisquer sensações sem julgamento.

- Precauções:
Certifique-se de estar em um ambiente seguro e tranquilo para evitar distrações.

- Metas:
Para aumentar a consciência corporal e identificar áreas de tensão ou desconforto.

- Estado Final:
Melhor consciência corporal e sensação de calma.

2. Técnicas de aterramento:

- Descrição:
Sente-se com os pés apoiados no chão. Concentre-se na sensação dos seus pés fazendo contato com o chão. Observe o suporte e a estabilidade fornecidos pelo chão.

- Precauções:
Pratique em um ambiente confortável e seguro.

- Metas:
Para aumentar sentimentos de segurança e estabilidade.
- Estado Final:
Um estado de espírito centrado e fundamentado.

3. Pendulação:

- Descrição:
Alterne seu foco entre uma sensação de segurança e uma pequena quantidade de sensação relacionada ao trauma. Mova-se para frente e para trás entre esses dois estados.

- Precauções:
Trabalhe com um terapeuta, se possível, especialmente em caso de traumas graves.

- Metas:
Para desenvolver resiliência e aumentar a tolerância a memórias traumáticas.

- Estado Final:
Maior capacidade de gerenciar e integrar memórias traumáticas.

4. Titulação:

- Descrição:
Concentre-se em um aspecto muito pequeno de uma memória ou sensação traumática. Permita-se vivenciá-la em quantidades administráveis, aumentando gradualmente a exposição.

- Precauções:

Vá devagar e pare se os sentimentos se tornarem insuportáveis.

- Metas:
Para processar traumas sem ficar sobrecarregado.

- Estado Final:
Redução da intensidade de memórias e sensações traumáticas.

5. Autotoque:
- Descrição:
Coloque delicadamente suas mãos em diferentes partes do seu corpo, como braços, peito ou abdômen. Perceba o calor e a pressão de suas mãos.

- Precauções:
Certifique-se de que seu toque seja suave e não invasivo.

- Metas:
Para promover o autocontrole e a conexão corporal.

- Estado Final:
Maior sensação de segurança e conforto.

6. Som de voo:

- Descrição:
Sente-se confortavelmente e respire fundo. Ao expirar, faça um som baixo e prolongado de "voo", sentindo a vibração no peito e no abdômen.

- Precauções:

Certifique-se de estar em um ambiente silencioso para se concentrar no som.

- Metas:
Para liberar a tensão e estimular o nervo vago.

- Estado Final:
Estresse reduzido e um estado relaxado.

7. Rastreamento de movimento:

- Descrição:
Permita que seu corpo se mova livremente em resposta a sensações internas. Siga esses movimentos sem julgamento ou restrição.

- Precauções:
Certifique-se de ter espaço suficiente para se movimentar com segurança.

- Metas:
Para liberar tensões e emoções armazenadas através do movimento.

- Estado Final:
Maior liberdade de movimento e liberação emocional.

8. Definição de limites:

- Descrição:
Pratique dizer "não" e estabelecer limites físicos com objetos ou cenários imaginários. Observe como seu corpo se sente conforme você estabelece esses limites.

- Precauções:

Pratique em um ambiente seguro e privado.

- Metas:
Para aumentar os limites pessoais e a sensação de controle.

- Estado Final:
Limites pessoais fortalecidos e empoderamento.

9. Visualização:

- Descrição:
Imagine um lugar seguro em sua mente. Visualize-se neste lugar, notando as visões, sons e sensações que o fazem parecer seguro.

- Precauções:
Certifique-se de que a visualização seja de um lugar que pareça genuinamente seguro e confortável.

- Metas:
Para criar um refúgio mental e reduzir a ansiedade.

- Estado Final:
Uma sensação de segurança e relaxamento.

10. Diálogo Somático:

- Descrição:
Entre em uma conversa mental com diferentes partes do seu corpo. Pergunte o que elas precisam ou por que se sentem de uma certa maneira, e ouça a resposta.

- Precauções:

Aborde este exercício com a mente aberta e sem julgamentos.

- Metas:
Para entender e abordar sensações e emoções corporais.
- Estado Final:
Melhor comunicação e compreensão do seu corpo.

Capítulo 8. Artes Expressivas:

Incorporar arte, música ou drama para facilitar a expressão de emoções e experiências por meio de meios criativos.

1. Pintura Intuitiva:

- Descrição:
Use tintas e pincéis para criar arte com base em seus sentimentos, sem planejamento ou julgamento. Permita que suas emoções guiem sua mão.

- Precauções:
Certifique-se de ter um ambiente de trabalho limpo e protegido para evitar derramamentos.

- Metas:
Para expressar emoções e descobrir pensamentos subconscientes.

- Estado Final:
Liberação emocional e percepção do seu estado interior.

2. Improvisação musical:

- Descrição:
Use instrumentos musicais para criar música espontânea que reflita seu estado emocional atual. Concentre-se nos sons e ritmos que emergem naturalmente.

- Precauções:
Use instrumentos com os quais você esteja familiarizado para evitar frustrações.

- Metas:
Expressar e processar emoções através do som.

- Estado Final:
Uma sensação de alívio e expressão emocional.

3. Terapia Dramática:

- Descrição:
Represente cenas da sua vida ou cenários imaginados que representem suas experiências emocionais. Use adereços e figurinos para melhorar a experiência.

- Precauções:
Garanta um espaço seguro e privado para atuação expressiva.

- Metas:
Explorar e expressar emoções por meio de dramatização.

- Estado Final:
Aumento da compreensão emocional e catarse.

4. Criação de colagens:

- Descrição:
Crie uma colagem usando revistas, fotografias e outros materiais para representar suas emoções ou experiências de vida.

- Precauções:
Manuseie as ferramentas de corte com cuidado e tome cuidado com as bordas afiadas.

- Metas:
Para expressar visualmente emoções e pensamentos complexos.

- Estado Final:
Uma representação tangível do seu cenário emocional.

5. Escrita Criativa:

- Descrição:
Escreva poemas, histórias ou entradas de diário que reflitam suas emoções e experiências. Concentre-se na livre expressão sem se preocupar com gramática ou estrutura.

- Precauções:
Encontre um espaço tranquilo para escrever sem interrupções.

- Metas:
Articular e processar emoções através de palavras.

- Estado Final:
Clareza emocional e uma sensação de alívio.

6. Terapia de dança:

- Descrição:
Use a dança para expressar suas emoções. Deixe seu corpo se mover livremente ao ritmo da música, focando em como cada movimento é sentido.

- Precauções:

Certifique-se de ter espaço suficiente para se movimentar com segurança.

- Metas:
Para liberar a tensão emocional e física através do movimento.

- Estado Final:
Relaxamento físico e expressão emocional.

7. Desenho de Mandala:

- Descrição:
Desenhe ou pinte mandalas como uma forma de meditação e autoexpressão. Concentre-se nos padrões e formas que surgem.

- Precauções:
Use materiais de coloração com os quais você se sinta confortável.

- Metas:
Para centrar a mente e expressar sentimentos internos.

- Estado Final:
Uma sensação de calma e criatividade focada.

8. Narrativa:

- Descrição:
Compartilhe histórias pessoais ou crie contos fictícios que reflitam suas experiências emocionais. Você pode contar essas histórias para outras pessoas ou gravá-las.

- Precauções:

Escolha um público solidário ao compartilhar com outras pessoas.

- Metas:
Processar e comunicar emoções por meio da narrativa.

- Estado Final:
Maior compreensão de experiências pessoais e liberação emocional.

9. Escultura:

- Descrição:
Use argila ou outros materiais de escultura para criar formas que representem suas emoções. Concentre-se na experiência tátil de moldar o material.

- Precauções:
Use materiais não tóxicos e garanta um ambiente de trabalho limpo.

- Metas:
Expressar emoções através da criatividade tátil.

- Estado Final:
Uma expressão tangível do seu estado emocional.

10. Autoexpressão fotográfica:

- Descrição: Tire fotografias que capturem suas experiências emocionais. Use ângulos, iluminação e assuntos diferentes para transmitir seus sentimentos.

- Precauções:

Manuseie as câmeras com cuidado e respeite a privacidade ao fotografar outras pessoas.
- Metas:
Capturar e expressar emoções através de imagens visuais.

- Estado Final:
Uma representação visual da sua jornada emocional.

Capítulo 9. Relaxamento Muscular Progressivo (RMP):

Isso envolve tensionar e relaxar sistematicamente diferentes grupos musculares do corpo para reduzir a tensão física e promover o relaxamento geral.

1. Tensão e relaxamento dos pés:

- Descrição:
Sente-se ou deite-se confortavelmente. Contraia os músculos dos pés, curvando os dedos firmemente por 5 a 10 segundos, depois libere a tensão lentamente.

- Precauções:
Evite forçar os músculos. Se sentir qualquer dor, pare imediatamente.

- Metas:
Para liberar a tensão nos pés e aumentar o relaxamento.

- Estado Final:
Pés relaxados e sem tensão.

2. Relaxamento muscular da panturrilha:

- Descrição:
Contraia os músculos das panturrilhas apontando os dedos dos pés para cima, em direção à cabeça, por 5 a 10 segundos. Depois, relaxe lentamente.

- Precauções:
Garanta um alongamento suave sem esforço excessivo.

- Metas:

Para reduzir a tensão nos músculos da panturrilha.

- Estado Final:
Uma sensação de relaxamento na parte inferior das pernas.

3. Relaxamento muscular da coxa:

- Descrição:
Contraia os músculos da coxa pressionando os joelhos um contra o outro ou levantando levemente as pernas do chão por 5 a 10 segundos e depois solte.

- Precauções:
Evite força excessiva para evitar tensão.

- Metas:
Para aliviar a tensão na região da coxa.

- Estado Final:
Músculos da coxa relaxados.

4. Relaxamento dos músculos abdominais:

- Descrição:
Contraia os músculos abdominais contraindo o estômago com força por 5 a 10 segundos e depois relaxe gradualmente.

- Precauções:
Faça isso com cuidado para evitar desconforto.

- Metas:
Para liberar a tensão abdominal e promover o relaxamento.

- Estado Final:
Um abdômen relaxado e calmo.

5. Tensão e relaxamento das mãos:

- Descrição:
Feche a mão em punho e aperte-a firmemente por 5 a 10 segundos, depois abra-a lentamente e relaxe.

- Precauções:
Seja gentil para evitar qualquer tensão nos músculos.

- Metas:
Para reduzir a tensão nas mãos.

- Estado Final:
Mãos relaxadas e sem tensão.

6. Relaxamento de braços e ombros:

- Descrição:
Contraia os músculos dos braços dobrando os cotovelos e puxando os antebraços em direção aos ombros por 5 a 10 segundos, depois relaxe.

- Precauções:
Evite esforço excessivo, especialmente se você tiver problemas nos ombros.

- Metas:
Para aliviar a tensão nos braços e ombros.

- Estado Final:
Músculos relaxados dos braços e ombros.

7. Relaxamento dos músculos do pescoço:

- Descrição:
Incline suavemente a cabeça para trás para tensionar os músculos do pescoço por 5 a 10 segundos e, em seguida, traga a cabeça lentamente de volta para uma posição neutra.

- Precauções:
Evite movimentos bruscos ou extremos para evitar lesões.

- Metas:
Para aliviar a tensão na área do pescoço.

- Estado Final:
Um pescoço relaxado e sem tensão.

8. Relaxamento muscular facial:

- Descrição:
Contraia os músculos faciais franzindo o rosto firmemente por 5 a 10 segundos e depois relaxe lentamente todos os músculos faciais.

- Precauções:
Seja gentil para evitar desconforto.

- Metas:
Para aliviar a tensão no rosto.

- Estado Final:
Músculos faciais relaxados e calmos.

9. Relaxamento do peito e das costas:

- Descrição:
Respire fundo e expanda o peito, prendendo a respiração e tensionando os músculos do peito por 5 a 10 segundos, depois expire lentamente e relaxe.

- Precauções:
Respire confortavelmente sem forçar.

- Metas:
Para reduzir a tensão no peito e nas costas.

- Estado Final:
Peito e costas relaxados e sem tensão.

10. Relaxamento de corpo inteiro:

- Descrição:
Contraia e relaxe progressivamente cada grupo muscular, dos dedos dos pés à cabeça, terminando com uma varredura de corpo inteiro para garantir que todos os músculos estejam relaxados.

- Precauções:
Execute de forma lenta e suave, prestando atenção em quaisquer áreas de desconforto.

- Metas:
Para atingir o relaxamento físico completo.

- Estado Final:
Um corpo profundamente relaxado e calmo.

Capítulo 10. Exercícios de vocalização:

Esses exercícios estimulam o uso da voz, como cantarolar, cantarolar ou fazer sons específicos, para ajudar a liberar a tensão emocional e melhorar a expressão emocional.

1. Meditação cantarolando:

- Descrição: Sente-se confortavelmente e respire fundo. Ao expirar, cantarole uma única nota, sentindo a vibração no peito e na cabeça. Repita por vários minutos.
- Precauções: Certifique-se de estar em um local tranquilo, onde não será incomodado.
- Objetivos: Promover relaxamento e concentração através de vibrações vocais.
- Estado Final: Mente calma e centrada com tensão reduzida.

2. Cantar Mantras:

- Descrição:
Escolha um mantra ou frase que ressoe com você. Sente-se confortavelmente, feche os olhos e repita o mantra em voz alta em um ritmo constante.

- Precauções:
Pratique em um ambiente tranquilo e escolha um mantra que pareça significativo.

- Metas:
Para aumentar a concentração e o equilíbrio emocional.

- Estado Final:

Uma sensação de paz interior e estabilidade emocional.

3. Cantando suas emoções:

- Descrição:
Selecione uma música que reflita seu estado emocional atual e cante-a em voz alta. Concentre-se nas emoções transmitidas pela letra e melodia.

- Precauções:
Certifique-se de estar em um espaço onde você se sinta confortável para se expressar.

- Metas:
Expressar e processar emoções através da música.

- Estado Final:
Liberação emocional e uma sensação de catarse.

4. Meditação do som das vogais:

- Descrição:
Sente-se confortavelmente e respire fundo. Ao expirar, vocalize um som de vogal longa (por exemplo, "A," "E," "I," "O," "U"), concentrando-se na ressonância em seu corpo.

- Precauções:
Escolha um espaço tranquilo para evitar interrupções.

- Metas:
Explorar diferentes ressonâncias no corpo e promover relaxamento.

- Estado Final:

Um corpo relaxado e ressonante.

5. Tonificação:

- Descrição:
Sente-se ou fique de pé confortavelmente e produza um tom contínuo em um tom confortável. Sustente o tom por várias respirações, concentrando-se no som e na vibração.

- Precauções:
Evite forçar sua voz mantendo o tom confortável.

- Metas:
Para equilibrar a energia e melhorar a consciência vocal.

- Estado Final:
Uma sensação de harmonia e energia equilibrada.

6. Vocalização expressiva:

- Descrição:
Use sua voz para expressar uma gama de emoções, como alegria, raiva, tristeza e medo. Permita que sua voz mude naturalmente com cada emoção.

- Precauções:
Pratique em um espaço privado para se sentir livre para expressar todas as emoções.

- Metas:
Explorar e liberar diversas emoções através da expressão vocal.

- Estado Final:
Clareza emocional e liberação.

7. Yoga do Riso:

- Descrição:
Envolva-se em exercícios que estimulem o riso, como o riso forçado que se transforma em riso real. Concentre-se no som e na sensação do riso.

- Precauções:
Pratique em um ambiente seguro e esteja ciente das limitações físicas.

- Metas:
Para reduzir o estresse e elevar o humor através do riso.

- Estado Final:
Aumento da alegria e redução do estresse.

8. Integração da respiração e do som:

- Descrição:
Combine respiração profunda com vocalização. Inspire profundamente e, ao expirar, produza um som como "Ahh" ou "Om", estendendo o som pela duração da expiração.

- Precauções:
Certifique-se de que a respiração seja suave e o som confortável.

- Metas:
Integrar respiração e som para relaxamento e concentração.

- Estado Final:
Um estado calmo e concentrado com respiração e som sincronizados.

9. Cânticos em grupo:

- Descrição:
Junte-se a um grupo para cantar juntos. Concentre-se no som coletivo e no senso de conexão com os outros.

- Precauções:
Garanta que o ambiente do grupo seja acolhedor e confortável.

- Metas:
Promover um senso de comunidade e experiência emocional compartilhada.

- Estado Final:
Conexão aprimorada e expressão emocional coletiva.

10. Meditação Sônica

- Descrição:
Use tigelas sonoras, gongos ou outros instrumentos para criar tons sustentados. Concentre-se nas vibrações e sons como uma forma de meditação.

- Precauções:
Escolha instrumentos que sejam confortáveis de usar e que produzam sons suaves.

- Metas:

Usar vibrações sonoras para facilitar meditação profunda e relaxamento.

- Estado Final:
Um estado profundamente meditativo e relaxado.

Capítulo 11. Livros de referência

1. The Somatic Therapy Workbook: Exercícios de alívio do estresse para fortalecer a conexão mente-corpo por Livia Shapiro

- Descrição: Este livro de exercícios fornece uma variedade de atividades aprovadas por terapeutas, projetadas para liberar a tensão, melhorar o humor e curar experiências traumáticas. É um guia fácil de usar que se concentra em fortalecer a conexão mente-corpo por meio de vários exercícios de terapia somática.

2. Somatic Therapy Workbook - Mais de 170 páginas de atividades e planilhas para aliviar o estresse por Livia Shapiro

- Descrição: Este livro de exercícios abrangente inclui mais de 170 páginas de atividades e planilhas destinadas a aliviar o estresse e promover a cura por meio de técnicas de terapia somática.

3. Despertando o Tigre: Curando Traumas por Peter A. Levine

- Descrição: Este livro explora como o trauma afeta o corpo e fornece técnicas para cura por meio de experiências somáticas. Levine explica como liberar o trauma armazenado no corpo para restaurar o equilíbrio e a saúde.

4. O corpo mantém a pontuação: cérebro, mente e corpo na cura do trauma por Bessel van der Kolk

- Descrição: O trabalho seminal de Van der Kolk explica como o estresse traumático afeta o corpo e o cérebro. O livro oferece insights sobre várias abordagens terapêuticas, incluindo terapias somáticas, para auxiliar na recuperação.

5. Healing Trauma: Um programa pioneiro para restaurar a sabedoria do seu corpo por Peter A. Levine

- Descrição: Este guia fornece exercícios práticos para curar traumas por meio de experiências somáticas. Levine oferece um programa passo a passo para ajudar os leitores a se reconectarem com seus corpos e liberarem traumas.

6. Em uma voz não falada: como o corpo libera traumas e restaura a bondade por Peter A. Levine

- Descrição: Levine discute os efeitos fisiológicos e psicológicos do trauma e oferece exercícios somáticos para ajudar indivíduos a liberar traumas e restaurar o bem-estar.

7. Trauma através dos olhos de uma criança: despertando o milagre comum da cura por Peter A. Levine e Maggie Kline

- Descrição: Este livro se concentra em como o trauma afeta as crianças e fornece técnicas somáticas para ajudar as crianças a se curarem de experiências traumáticas.

8. Terapia de Sistemas Familiares Internos Somáticos: Consciência, Respiração, Ressonância, Movimento e Toque na Prática por Susan McConnell

- Descrição: Integrando Sistemas Familiares Internos (IFS) com terapia somática, este livro fornece exercícios para abordar traumas e melhorar a cura emocional por meio da consciência corporal e do movimento.

9. A Teoria Polivagal na Terapia: Engajando o Ritmo da Regulação por Deb Dana

- Descrição: Deb Dana explica a Teoria Polivagal e oferece exercícios práticos para usar essa abordagem na terapia para ajudar a regular o sistema nervoso e promover a cura.

10. Caixa de ferramentas de psicoterapia somática: 125 planilhas e exercícios para trauma e estresse por Manuela Mischke-Reeds

- Descrição: Este livro fornece uma ampla variedade de planilhas e exercícios projetados para ajudar terapeutas e clientes a lidar com traumas e estresse por meio de práticas somáticas.

11. O Guia de Bolso para a Teoria Polivagal: O Poder Transformador de Sentir-se Seguro por Stephen W. Porges

- Descrição: Porges oferece uma introdução concisa à Teoria Polivagal e explica como ela pode ser aplicada em ambientes terapêuticos para promover segurança e cura.

12. The Trauma-Sensitive Yoga Deck: 50 práticas para acalmar sua mente e corpo por David Emerson

- Descrição: Este baralho de cartas oferece práticas de ioga projetadas especificamente para ajudar indivíduos a se recuperarem de traumas usando técnicas somáticas para acalmar a mente e o corpo.

13. Psicoterapia sensório-motora: intervenções para trauma e apego por Pat Ogden

- Descrição: O livro de Ogden combina terapia somática com psicoterapia para oferecer intervenções para traumas e problemas de apego, enfatizando a importância da consciência corporal.

14. Experiência Somática em Profundidade: Psicologia, Trauma e a Sabedoria do Corpo por Peter A. Levine e Ann Frederick
- Descrição: Este livro investiga a relação entre a psicologia e as respostas do corpo ao trauma, oferecendo exercícios para cura somática.

15. O corpo expressivo na vida, na arte e na terapia: trabalhando com movimento, metáfora e significado por Daria Halprin
- Descrição: Halprin explora como o movimento e as artes expressivas podem ser usados na terapia para facilitar a cura e a autodescoberta por meio de práticas somáticas.

16. Exercícios polivagais para segurança e conexão: 50 práticas centradas no cliente por Deb Dana
- Descrição: Este livro fornece exercícios baseados na Teoria Polivagal para ajudar os clientes a construir segurança e conexão por meio de práticas somáticas.

17. Atenção Plena Sensível ao Trauma: Práticas para uma Cura Segura e Transformadora por David A. Treleaven
- Descrição: Treleaven oferece práticas de atenção plena projetadas para serem seguras e eficazes para indivíduos com traumas, integrando princípios somáticos.

18. O Tao do Trauma: Um Guia do Praticante para Integrar a Teoria dos Cinco Elementos e o Tratamento do Trauma por Alaine D. Duncan e Kathy L. Kain
- Descrição: Este livro combina a medicina tradicional chinesa com a terapia moderna de traumas, oferecendo

exercícios somáticos baseados na Teoria dos Cinco Elementos.

19. O corpo lembra: a psicofisiologia do trauma e do tratamento do trauma por Babette Rothschild

- Descrição: Rothschild explica a conexão entre o trauma e o corpo, fornecendo exercícios para tratamento de traumas por meio de abordagens somáticas.

20. O Método Feldenkrais: Ensinar pelo Manuseio por Yochanan Rywerant

- Descrição: Este livro apresenta o Método Feldenkrais, que usa movimentos suaves e consciência corporal para melhorar o bem-estar físico e emocional.

Capítulo 12. Trabalhos acadêmicos

1. Experiência somática – eficácia e fatores-chave de uma ...

- Descrição: Este artigo discute a eficácia da experiência somática no tratamento de traumas e os principais fatores que contribuem para seu sucesso. O estudo destaca como os exercícios somáticos ajudam no processo de cura ao abordar a conexão mente-corpo.
- Fonte: NCBI, https://www.ncbi.nlm.nih.gov/pmc/articles/PMC8276649/

2. O que é terapia somática?

- Descrição: Este artigo da Harvard Health explora como a terapia somática ajuda a processar experiências profundamente dolorosas aplicando técnicas de cura mente-corpo. Ele discute vários exercícios somáticos e seus benefícios para a saúde mental.
- Fonte: Harvard Health, https://www.health.harvard.edu/blog/what-is-somatic-therapy-202307072951

3. Exercícios de terapia somática em casa para recuperação de traumas

- Descrição: Este artigo fornece exercícios práticos de terapia somática em casa, projetados para recuperação de traumas. Ele enfatiza os benefícios desses exercícios no gerenciamento de sintomas angustiantes e na melhoria da saúde mental.
- Fonte: Psych Central, https://psychcentral.com/lib/somatic-therapy-exercises-for-trauma

4. Terapia Somática: Benefícios, Tipos e Eficácia

- Descrição: Publicado pela Forbes Health, este artigo analisa os benefícios e os tipos de terapia somática, incluindo sua eficácia na redução de sintomas de TEPT, depressão e ansiedade por meio de exercícios somáticos.
- Fonte: Forbes,
https://www.forbes.com/health/mind/somatic-therapy/

5. Experiência Somática - Scholars Crossing

- Descrição: Este estudo de pesquisa explora como a terapia somática apoia a conexão mente-corpo do trauma e fornece insights sobre sua eficácia no processo de cura.
- Fonte: Scholars Crossing,
https://digitalcommons.liberty.edu/cgi/viewcontent.cgi?article=5814&context=doctoral

6. Experimente estes exercícios somáticos para melhorar sua saúde mental

- Descrição: Este artigo discute cinco exercícios somáticos específicos e seu impacto na saúde mental, destacando como essas práticas podem melhorar o bem-estar e auxiliar no processo de cura.
- Fonte: Charlie Health,
https://www.charliehealth.com/post/somatic-exercises-for-mental-health

7. Experiência Somática para Transtorno de Estresse Pós-Traumático: Um Estudo Randomizado ControladoEstudo de resultados

- Descrição: Este estudo avalia a eficácia da Somatic Experiencing (SE) para tratar PTSD. Ele mostrou melhorias significativas nos sintomas e na saúde mental geral dos participantes.

- Fonte:
https://psycnet.apa.org/doi/10.1037/tra0000471

8. Experiência somática: usando a interocepção e a propriocepção como elementos centrais da terapia do trauma

- Descrição: Este artigo apresenta uma teoria sobre trauma humano e estresse crônico, com foco em técnicas de SE envolvendo interocepção, propriocepção e sensações cinestésicas para resolver traumas.
- Fonte:
https://www.frontiersin.org/articles/10.3389/fpsyg.20
18.00798/full

9. Cura do corpo e da mente: intervenções sensoriais e somáticas

- Descrição: Esta revisão explora a eficácia de intervenções sensoriais e somáticas para traumas interpessoais, fornecendo insights sobre práticas de terapia ocupacional.
- Fonte:
https://scholarworks.indianapolis.iu.edu/bitstream/ha
ndle/1805/27003/FINAL%20RSR%20Interpersonal%
20Trauma.pdf?sequence=1

10. Experiência Somática para Transtorno de Estresse Pós-Traumático: Um Estudo Randomizado ControladoEstudar

- Descrição: Este estudo controlado randomizado avalia a eficácia do SE na redução dos sintomas de TEPT, mostrando redução significativa dos sintomas e melhora na qualidade de vida.
- Fonte:
https://www.academia.edu/41214607/Somatic_Experi

encing_for_Posttraumatic_Stress_Disorder_A_Randomiz
ed_Controlled_Study

11. Avaliando a Experiência Somática® para Curar Traumas de Câncer: Primeira Evidência

- Descrição: Este artigo avalia o uso da ES para abordar traumas em pacientes com câncer, mostrando resultados promissores na melhoria do bem-estar psicológico.
- Fonte: https://www.mdpi.com/2077-0383/10/7/1540

12. As psicoterapias somáticas | As Terapias do Trauma

- Descrição: Este capítulo explora várias psicoterapias somáticas, incluindo SE, e sua eficácia no tratamento de sintomas relacionados a traumas.
- Fonte: https://academic.oup.com/book/34507/chapter/2911 71466

13. Pesquisa e artigos SE™ - Somatic Experiencing® International

- Descrição: Este recurso fornece vários artigos e estudos sobre a eficácia da SE no tratamento de traumas, TEPT e condições relacionadas.
- Fonte: https://traumahealing.org/research/

14. Como funciona a terapia de experiência somática?

- Descrição: Este artigo explica os princípios da SE e sua aplicação na terapia de traumas, enfatizando a importância da consciência corporal e do processamento suave de memórias traumáticas.

- Fonte: https://www.verywellmind.com/how-does-somatic-experiencing-therapy-work-5187403

15. Terapia de vivência somática: exercícios e pesquisa

- Descrição: Este artigo fornece uma visão geral do SE, incluindo exercícios e pesquisas que comprovam sua eficácia na terapia de traumas.
- Fonte:
https://www.medicalnewstoday.com/articles/somatic-experiencing

16. Neurobiologia Interpessoal e Experiência Somática: Curando o Impacto daTrauma do desenvolvimento

- Descrição: Este artigo discute a integração da neurobiologia interpessoal com a ES para abordar o trauma do desenvolvimento, destacando os benefícios da combinação dessas abordagens.
- Fonte:
https://www.ncbi.nlm.nih.gov/pmc/articles/PMC5810866/

17. O papel do processamento de emoções na arteterapia (REPAT) e terapia somáticaexperimentando para recuperação de trauma

- Descrição: Este estudo explora a eficácia da combinação de arteterapia com ES para melhorar a expressão emocional e a recuperação de traumas.
- Fonte:
https://www.ncbi.nlm.nih.gov/pmc/articles/PMC10343444/

18. Um ensaio clínico randomizado e controlado de Brief SE™ para dor lombar crônica eSintomas comórbidos de TEPT

- Descrição: Este estudo avalia o impacto de intervenções breves de SE na dor lombar crônica e nos sintomas de TEPT comórbidos, mostrando melhorias significativas.
- Fonte:
https://www.tandfonline.com/doi/full/10.1080/21642 850.2020.1843865

19. Experiência Somática: Aprimorando a Sustentação Psicanalítica para Trauma eDissociação Catastrófica

- Descrição: Este artigo discute a integração da ES com técnicas psicanalíticas para abordar traumas e dissociações, destacando os benefícios complementares.
- Fonte:
https://www.tandfonline.com/doi/full/10.1080/07351 690.2020.1752330

20. A eficácia do programa de estabilização baseado na experiência somática paraEstresse pós-traumático em mulheres refugiadas

- Descrição: Este estudo avalia um programa de estabilização baseado nos princípios da ES para mulheres refugiadas, mostrando reduções significativas nos sintomas de TEPT e melhorias na atenção plena e no apoio social.
- Fonte:
https://www.researchgate.net/publication/351072062

21. Uso dos Princípios da Experiência Somática como Ferramenta de Prevenção de TEPT para Criançase adolescentes

- Descrição: Este artigo explora a aplicação dos princípios da ES na prevenção de TEPT em crianças e adolescentes após eventos de estresse agudo, demonstrando eficácia na redução dos sintomas.
- Fonte:
https://www.researchgate.net/publication/348943482

22. Experiência Somática, EMDR e Brainspotting: Abordagens Integrativas paraTerapia de Trauma

- Descrição: Este estudo compara a eficácia de SE, EMDR e Brainspotting na terapia de trauma, destacando os benefícios exclusivos de cada abordagem.
- Fonte:
https://www.researchgate.net/publication/342828111

23. Integrando a Experiência Somática® e o Apego na Recuperação de Trauma Assistida por Equinos
- Descrição: Este artigo discute a integração da SE com a terapia assistida por equinos para melhorar a recuperação de traumas, mostrando resultados positivos na regulação emocional e no apego.
- Fonte:
https://www.researchgate.net/publication/336893215

24. Experiência Somática e Tratamento da Dor Crônica

- Descrição: Este artigo explora o uso da SE no tratamento da dor crônica, demonstrando reduções significativas na dor e melhorias no bem-estar geral.
- Fonte:
https://www.ncbi.nlm.nih.gov/pmc/articles/PMC7511744/

25. Experiência Somática em Constelações Familiares

- Descrição: Este estudo examina a aplicação da SE na terapia de constelação familiar, mostrando melhor resolução de traumas familiares e melhor dinâmica relacional.

-

Fonte:https://www.researchgate.net/publication/345892134

Capítulo 13. Plano semanal de atividades dia a dia

DIABETES

Segunda-feira:
- Manhã: caminhada rápida de 30 minutos
- Tarde: Sessão de planejamento de refeições para a semana (foco em alimentos de baixo IG)
- Noite: Exercícios leves de alongamento e relaxamento

Terça-feira:
- Manhã: Sessão de ciclismo de 45 minutos
- Tarde: Aula de educação sobre diabetes (online ou presencial)
- Noite: meditação de 10 minutos

Quarta-feira:
- Manhã: 30 minutos de natação
- Tarde: Aula de culinária saudável (foco em receitas para diabéticos)
- Noite: Sessão de ioga leve

Quinta-feira:
- Manhã: 30 minutos de treino de força
- Tarde: Leitura sobre o manejo do diabetes
- Noite: Exercícios suaves de alongamento

Sexta-feira:
- Manhã: caminhada/corrida de 30 minutos
- Tarde: Revise os níveis de açúcar no sangue e ajuste o plano conforme necessário
- Noite: Atividade social com amigos ou família

Sábado:

- Manhã: aula de dança de 1 hora
- Tarde: Atividade ao ar livre (caminhadas, jardinagem)
- Noite: Exercícios leves de relaxamento

Domingo:
- Manhã: sessão de ioga de 30 minutos
- Tarde: Planeje refeições e atividades para a próxima semana
- Noite: Relaxe com um livro ou música suave

HIPERTENSÃO

Segunda-feira:
- Manhã:
- Exercício: caminhada rápida de 30 minutos
- Café da manhã: Aveia com frutas vermelhas e nozes
- Tarde:
- Almoço: Salada de frango grelhado com vegetais variados
- Atividade: meditação mindfulness de 10 minutos
- Noite:
- Jantar: Salmão assado com quinoa e brócolis cozido no vapor
- Atividade: Exercícios leves de alongamento

Terça-feira:
- Manhã:
- Exercício: sessão de ciclismo de 45 minutos
- Café da manhã: iogurte grego com mel e frutas vermelhas
- Tarde:
- Almoço: Wrap de peru e abacate com acompanhamento de folhas verdes
- Atividade: exercícios de respiração profunda de 15 minutos

- Noite:
- Jantar: Refogado de vegetais com tofu e arroz integral
- Atividade: Sessão de ioga suave

Quarta-feira:
- Manhã:
- Exercício: 30 minutos de natação
- Café da manhã: Smoothie com espinafre, banana, leite de amêndoa e proteína em pó
- Tarde:
- Almoço: Salada de quinoa com grão-de-bico, tomate e pepino
- Atividade: Caminhada de 20 minutos durante o intervalo para almoço
- Noite:
- Jantar: Camarão grelhado com macarrão integral e acompanhamento de aspargos
- Atividade: Exercícios leves de relaxamento

Quinta-feira:
- Manhã:
- Exercício: treinamento de força de 30 minutos
- Café da manhã: Torrada integral com abacate e ovo pochê
- Tarde:
- Almoço: Sopa de lentilha com pão integral
- Atividade: Relaxamento muscular progressivo de 10 minutos
- Noite:
- Jantar: Frango frito com uma variedade de vegetais
- Atividade: meditação de 10 minutos

Sexta-feira:
- Manhã:
- Exercício: corrida leve de 30 minutos

- Café da manhã: Ovos mexidos com espinafre e tomate
- Tarde:
- Almoço: Salada de atum com folhas verdes e molho vinagrete
- Atividade: atividade social de 20 minutos (ligue para um amigo ou familiar)
- Noite:
- Jantar: Bacalhau assado com batata-doce e feijão verde
- Atividade: Diário reflexivo sobre as experiências positivas da semana

Sábado:
- Manhã:
- Exercício: aula de dança de 1 hora ou atividade divertida como caminhada
- Café da manhã: Panquecas feitas com grãos integrais e cobertas com frutas frescas
- Tarde:
- Almoço: Wrap vegetariano com homus e palitos de cenoura
- Atividade: Atividade ao ar livre ou hobby (jardinagem, pintura)
- Noite:
- Jantar: Bife grelhado com acompanhamento de vegetais assados
- Atividade: meditação de 10 minutos

Domingo:
- Manhã:
- Exercício: sessão de ioga de 30 minutos
- Café da manhã: Smoothie bowl com granola e frutas
- Tarde:
- Almoço: Frango assado com folhas verdes e um molho leve

- Atividade: Planeje refeições e atividades saudáveis para a próxima semana
- Noite:
- Jantar: Chili de legumes e feijão com pão de milho
- Atividade: Relaxe com um livro ou um banho morno

TRANSTORNO DE ESTRESSE PÓS-TRAUMÁTICO (TEPT)

Segunda-feira:
- Manhã:
- Exercício: caminhada rápida de 30 minutos
- Café da manhã: Smoothie com espinafre, banana, leite de amêndoa e proteína em pó
- Tarde:
- Almoço: Salada de quinoa com grão-de-bico, tomate e pepino
- Atividade: Meditação de varredura corporal (foco em diferentes partes do corpo para liberar a tensão)
- Noite:
- Jantar: Salmão assado com quinoa e brócolis cozido no vapor
- Atividade: Sessão de ioga leve com foco em técnicas de aterramento

Terça-feira:
- Manhã:
- Exercício: sessão de ciclismo de 45 minutos
- Café da manhã: iogurte grego com mel e frutas vermelhas
- Tarde:
- Almoço: Wrap de peru e abacate com acompanhamento de folhas verdes
- Atividade: Exercícios de liberação de tensão e trauma (TRE)
- Noite:

- Jantar: Refogado de vegetais com tofu e arroz integral
- Atividade: meditação mindfulness de 10 minutos

Quarta-feira:
- Manhã:
- Exercício: 30 minutos de natação
- Café da manhã: Smoothie bowl com granola e frutas
- Tarde:
- Almoço: Sopa de lentilha com pão integral
- Atividade: Exercícios de vivência somática (foco nas sensações físicas relacionadas ao trauma)
- Noite:
- Jantar: Camarão grelhado com macarrão integral e acompanhamento de aspargos
- Atividade: Exercícios leves de alongamento e relaxamento

Quinta-feira:
- Manhã:
- Exercício: treinamento de força de 30 minutos
- Café da manhã: Torrada integral com abacate e ovo pochê
- Tarde:
- Almoço: Salada de atum com folhas verdes e molho vinagrete
- Atividade: Exercícios de aterramento (foco no momento presente usando os sentidos)
- Noite:
- Jantar: Bacalhau assado com batata-doce e feijão verde
- Atividade: Assistir a um filme ou programa que lhe faça sentir bem

Sexta-feira:
- Manhã:
- Exercício: corrida leve de 30 minutos

- Café da manhã: Ovos mexidos com espinafre e tomate
- Tarde:
- Almoço: Wrap vegetariano com homus e palitos de cenoura
- Atividade: Relaxamento muscular progressivo (RMP)
- Noite:
- Jantar: Bife grelhado com acompanhamento de vegetais assados
- Atividade: Diário reflexivo sobre experiências positivas da semana

Sábado:
- Manhã:
- Exercício: aula de dança de 1 hora ou atividade divertida como caminhada
- Café da manhã: Panquecas feitas com grãos integrais e cobertas com frutas frescas
- Tarde:
- Almoço: Salada de quinoa com grão-de-bico, tomate e pepino
- Atividade: Arteterapia (desenhar ou pintar emoções e experiências)
- Noite:
- Jantar: Frango frito com uma variedade de vegetais
- Atividade: Exercícios suaves de alongamento e relaxamento

Domingo:
- Manhã:
- Exercício: sessão de ioga de 30 minutos
- Café da manhã: Smoothie bowl com granola e frutas
- Tarde:
- Almoço: Frango assado com folhas verdes e um molho leve

- Atividade: Planeje refeições e atividades para a próxima semana
- Noite:
- Jantar: Chili de legumes e feijão com pão de milho
- Atividade: Relaxe com um livro ou um banho morno

DEPRESSÃO

Segunda-feira:
- Manhã:
- Exercício: caminhada rápida de 30 minutos na natureza
- Café da manhã: Aveia com frutas vermelhas e nozes
- Tarde:
- Almoço: Salada de frango grelhado com vegetais variados
- Atividade: registro em diário de 15 minutos sobre sentimentos e pensamentos
- Noite:
- Jantar: Salmão assado com quinoa e brócolis cozido no vapor
- Atividade: Sessão de ioga suave com foco no relaxamento

Terça-feira:
- Manhã:
- Exercício: sessão de ciclismo de 45 minutos
- Café da manhã: iogurte grego com mel e frutas vermelhas
- Tarde:
- Almoço: Wrap de peru e abacate com acompanhamento de folhas verdes
- Atividade: Envolver-se em uma atividade criativa (desenho, pintura)
- Noite:

- Jantar: Refogado de vegetais com tofu e arroz integral
- Atividade: meditação mindfulness de 10 minutos

Quarta-feira:
- Manhã:
- Exercício: 30 minutos de natação
- Café da manhã: Smoothie com espinafre, banana, leite de amêndoa e proteína em pó
- Tarde:
- Almoço: Salada de quinoa com grão-de-bico, tomate e pepino
- Atividade: Atividade social (ligar para um amigo, participar de um grupo de apoio)
- Noite:
- Jantar: Camarão grelhado com macarrão integral e acompanhamento de aspargos
- Atividade: Exercícios leves de alongamento e relaxamento

Quinta-feira:
- Manhã:
- Exercício: treinamento de força de 30 minutos
- Café da manhã: Torrada integral com abacate e ovo pochê
- Tarde:
- Almoço: Sopa de lentilha com pão integral
- Atividade: Pratique exercícios de respiração profunda
- Noite:
- Jantar: Frango frito com uma variedade de vegetais
- Atividade: Assistir a um filme ou programa que lhe faça sentir bem

Sexta-feira:
- Manhã:
- Exercício: corrida leve de 30 minutos

- Café da manhã: Ovos mexidos com espinafre e tomate
- Tarde:
- Almoço: Salada de atum com folhas verdes e molho vinagrete
- Atividade: Dedique tempo a um hobby (jardinagem, tricô)
- Noite:
- Jantar: Bacalhau assado com batata-doce e feijão verde
- Atividade: Diário reflexivo sobre experiências positivas da semana

Sábado:
- Manhã:
- Exercício: aula de dança de 1 hora ou atividade divertida como caminhada
- Café da manhã: Panquecas feitas com grãos integrais e cobertas com frutas frescas
- Tarde:
- Almoço: Wrap vegetariano com homus e palitos de cenoura
- Atividade: Seja voluntário ou ajude alguém necessitado
- Noite:
- Jantar: Bife grelhado com acompanhamento de vegetais assados
- Atividade: Exercícios suaves de alongamento e relaxamento

Domingo:
- Manhã:
- Exercício: sessão de ioga de 30 minutos
- Café da manhã: Smoothie bowl com granola e frutas
- Tarde:
- Almoço: Frango assado com folhas verdes e um molho leve

- Atividade: Planeje refeições e atividades para a próxima semana
- Noite:
- Jantar: Chili de legumes e feijão com pão de milho
- Atividade: Relaxe com um livro ou um banho morno

MULHERES ESTUPRADAS

Segunda-feira:
- Manhã:
- Exercício: caminhada suave de 30 minutos em um ambiente seguro e tranquilo
- Café da manhã: Smoothie com espinafre, banana, leite de amêndoa e proteína em pó
- Tarde:
- Almoço: Salada de quinoa com grão-de-bico, tomate e pepino
- Atividade: Prática de respiração com foco na respiração profunda e lenta para promover o relaxamento
- Noite:
- Jantar: Salmão assado com quinoa e brócolis cozido no vapor
- Atividade: Sessão de ioga leve com foco em técnicas de aterramento

Terça-feira:
- Manhã:
- Exercício: sessão de ciclismo de 45 minutos
- Café da manhã: iogurte grego com mel e frutas vermelhas
- Tarde:
- Almoço: Wrap de peru e abacate com acompanhamento de folhas verdes

- Atividade: Exercícios de Liberação de Trauma (TRE) para liberar a tensão física e curar a
- Noite:
- Jantar: Refogado de vegetais com tofu e arroz integral
- Atividade: meditação mindfulness de 10 minutos

Quarta-feira:
- Manhã:
- Exercício: 30 minutos de natação
- Café da manhã: Smoothie bowl com granola e frutas
- Tarde:
- Almoço: Sopa de lentilha com pão integral
- Atividade: Meditação de varredura corporal para aumentar a consciência corporal e liberar a tensão
- Noite:
- Jantar: Camarão grelhado com macarrão integral e acompanhamento de aspargos
- Atividade: Exercícios leves de alongamento e relaxamento sexual-trauma.

Quinta-feira:
- Manhã:
- Exercício: treinamento de força de 30 minutos
- Café da manhã: Torrada integral com abacate e ovo pochê
- Tarde:
- Almoço: Salada de atum com folhas verdes e molho vinagrete
- Atividade: Exercícios de aterramento usando foco sensorial para permanecer presente na cura do sagrado
- Noite:
- Jantar: Bacalhau assado com batata-doce e feijão verde
- Atividade: Assistir a um filme ou programa que lhe faça sentir bem

Sexta-feira:
- Manhã:
- Exercício: corrida leve de 30 minutos
- Café da manhã: Ovos mexidos com espinafre e tomate
- Tarde:
- Almoço: Wrap vegetariano com homus e palitos de cenoura
- Atividade: Relaxamento muscular progressivo (RMP) para reduzir a tensão sexual-trauma.htm)]
- Noite:
- Jantar: Bife grelhado com acompanhamento de vegetais assados
- Atividade: Diário reflexivo sobre experiências positivas da semana

Sábado:
- Manhã:
- Exercício: aula de dança de 1 hora ou atividade divertida como caminhada
- Café da manhã: Panquecas feitas com grãos integrais e cobertas com frutas frescas
- Tarde:
- Almoço: Salada de quinoa com grão-de-bico, tomate e pepino
- Noite:
- Jantar: Frango frito com uma variedade de vegetais
- Atividade: Exercícios suaves de alongamento e relaxamento

Domingo:
- Manhã:
- Exercício: sessão de ioga de 30 minutos
- Café da manhã: Smoothie bowl com granola e frutas
- Tarde:

- Almoço: Frango assado com folhas verdes e um molho leve
- Atividade: Planeje refeições e atividades para a próxima semana
- Noite:
- Jantar: Chili de legumes e feijão com pão de milho
- Atividade: Relaxe com um livro ou um banho morno.

FIM